LES

CITÉS OUVRIÈRES

DE MINEURS

IMPRIMERIE L. TOINON ET Cᵉ, A SAINT-GERMAIN

CONFÉRENCES POPULAIRES
FAITES A L'ASILE IMPÉRIAL DE VINCENNES
SOUS LE PATRONAGE
DE S. M. L'IMPÉRATRICE

LES
CITÉS OUVRIÈRES
DE MINEURS

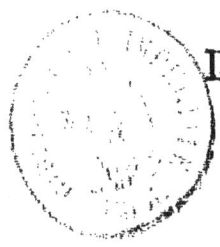

PAR

L. SIMONIN

Ingénieur civil des Mines, professeur à l'Association polytechnique,
et à l'École d'architecture.

PARIS

LIBRAIRIE DE L. HACHETTE ET Cᵉ

BOULEVARD SAINT-GERMAIN, N° 77

1867

Droit de traduction réservé.

LES

CITÉS OUVRIÈRES

DE MINEURS

MESSIEURS,

Une des gloires de notre temps sera d'avoir courageusement sondé tous les grands problèmes de l'économie sociale.

La plupart d'entre vous ont pu voir que nos grandes assemblées politiques s'occupent avec soin de la solution de ces problèmes. Vous savez tous comment, il y a une année à peine, la loi des coalitions a réglé ce qu'on peut appeler les relations financières du patron et de l'ouvrier, la libre discussion des salaires. Puis est venue la question des sociétés coopératives, que les Anglais et les Américains ont depuis longtemps si franchement abordée, mais qui n'est encore chez nous qu'à l'état d'étude. L'introduction de ces sociétés en France n'en a pas moins préoccupé très-fortement l'attention publique, et surtout les amis des ouvriers.

Vous savez ce que sont ces sociétés coopératives, des espèces de sociétés mutuelles au moyen desquelles les ouvriers s'achètent et se vendent tous les instruments, les aliments, les vêtements dont ils ont besoin, et réalisent ainsi les bénéfices que feraient vis-à-vis d'eux les intermédiaires, les courtiers, les marchands.

Il me serait facile, si je voulais développer cette entrée en matière, de vous parler aussi des sociétés de secours mutuels, des asiles pour l'enfance, pour la vieillesse, pour les convalescents dont nous avons ici un si magnifique modèle.

Il me serait facile de transformer ce court exorde en une conférence entière et même en plusieurs conférences. Mais je ne veux pas abuser de vos instants, et je dois me rappeler que des maîtres bien plus autorisés que moi, vous ont déjà parlé ou vous parleront de ces sujets que je ne fais qu'effleurer.

Pour moi, je vais me limiter à une question que, fort heureusement, il m'a été donné d'étudier en différents pays et sous différentes faces, c'est la question des logements d'ouvriers, des habitations des travailleurs, et par conséquent celle où se présente ce problème si délicat, si difficile à résoudre des logements à bon marché.

Je crois, Messieurs, que cette question vous intéresse tous, et qu'elle est non moins importante que toutes celles que j'indiquais tout à l'heure.

J'essayerai d'être à la hauteur de ma tâche, et de vous dire tout ce qui a été fait dans les localités que j'ai visitées à ce propos, pour le bien-être et pour la moralisation des travailleurs.

Avant tout, Messieurs, reconnaissons combien nous sommes déjà loin de ces temps, cependant si rapprochés de nous, où le frein des règlements régissait si bien la classe laborieuse, que l'ouvrier, dominé par les maîtrises, par le compagnonnage, par l'apprentissage, ne pouvait développer librement ses facultés, travailler où il voulait et comme il l'entendait. Aujourd'hui c'est presque la liberté complète ; il est venu le grand règne de la démocratie, que les moralistes, les philosophes ont tant appelé de leurs vœux.

I

J'entre en matière, Messieurs, et je vais parler des logements d'ouvriers. Pour faire une étude fructueuse de la question, je suis obligé de m'éloigner un peu de Paris, et surtout du centre de Paris.

Pour vous dire ce qui a été fait, la façon dont le problème a été résolûment abordé, je serai obligé de masser devant vous toute une population, toute une armée de travailleurs qu'il a fallu, quelquefois du jour au lendemain, nourrir, loger, à laquelle il a fallu donner, comme on dit, le vivre et le couvert.

1.

Où irai-je la prendre cette population d'ouvriers ? Dans les grands centres que je connais : on ne parle bien que de ce qu'on a vu. Je la prendrai dans nos grandes mines, dans nos grandes usines, dans nos fonderies, au Creusot par exemple, une usine qui est peut-être unique dans son genre, qui occupe jusqu'à dix mille ouvriers.

Le Creusot produit cent mille tonnes de fer par an (cent millions de kilogrammes), le douzième de tout ce que produit la Franc 'e Creusot fait pour cinq mille chevaux de force de machines à vapeur, fabrique cent locomotives par an, deux locomotives par semaine.

A côté du Creusot se place la houillère de Blanzy, qui occupe trois mille travailleurs, et qui dessert le centre de la France par le canal du Centre et le canal latéral de la

Loire. Blanzy, le Montceau, ce sont des villages d'ouvriers. Ces mines produisent cinq cent mille tonnes de charbon.

Au nord, dans le même département, se trouve la mine d'Épinac qui extrait plus de cent cinquante mille tonnes de houille qu'elle transporte au canal de Bourgogne, occupe près de quinze cents ouvriers, et qui, placée loin des centres d'habitations, a dû improviser une cité pour loger tous ses travailleurs.

Voilà, Messieurs, les localités où j'ai vu, surtout en France, sans parler des houillères du midi et du nord, la population travailleuse logée par les patrons.

En Angleterre, dans les grands districts miniers et métallurgiques du pays de Galles, dans les comtés de Stafford, de Warwick, de Durham, à Birmingham, à Newcastle, j'ai visité également des logements d'ouvriers au milieu de populations de dix à quinze mille travailleurs, les unes ressemblant aux nôtres par l'industrie exercée, les autres un peu différentes. Nous en parlerons également, et nous verrons chez les Anglais un sentiment qui manque quelquefois chez nous ; c'est le sentiment de la valeur personnelle.

Nous avons un tort en France, c'est de toujours chercher où est l'État, le gouvernement ; et pour Dieu, Messieurs, laissez le gouvernement où il est, il est déjà bien assez occupé, et faites vous-mêmes vos affaires ; apprenez à compter sur vous seuls !

Dans l'Amérique du Nord, dans les grandes villes industrielles de ce pays qui rivalise déjà avec l'Angleterre, nous verrons également les ouvriers abrités, logés dans les grands centres industriels. Le plus souvent,

comme on outre là le principe de l'initia-
tive individuelle, le travailleur est complétement livré à lui-même, au point que les
compagnies exploitantes ne prennent aucun
soin de lui, dans le cas où il est malade, où
il a besoin de soutien. L'ouvrier ne compte
que sur lui, et dans ce pays, ce n'est pas
moi seulement qui le dis, mais tous ceux qui
y sont allés, MM. Tocquéville et Michel
Chevalier à leur tête, il n'y a aucun malheureux, aucun mendiant. Là l'ouvrier,
Messieurs, est autant que le patron. Quand
il est à l'œuvre, il est calme, il est digne, il
ne chante ni ne fume ; c'est tout au plus si,
par l'effet d'une vieille habitude, qui est
commune à tous les Américains, grands et
petits, il mâche silencieusement du tabac,
il chique, comme nous disons familière-
ment. Puis quand il a fini sa tâche, il en-

dosse comme le bourgeois (je dis le bourgeois pour me faire comprendre, car le bourgeois n'existe pas aux États-Unis), il endosse l'habit et le chapeau noir, et il est autant que son patron ; il a exécuté librement son travail. S'il n'est pas content de la situation qui lui est faite dans un endroit, il va s'employer ailleurs. Aussi en Amérique les grèves sont rares, elles n'ont lieu que dans quelques cas particuliers. Je désire vivement voir les ouvriers français acquérir ce sentiment de leur valeur personnelle. Il faut que nous l'ayons, et j'espère que nous l'aurons bientôt, car les choses vont vite dans notre pays, quand nous le voulons.

II

Je m'aperçois, Messieurs, que j'ai mis, comme on dit, la charrue devant les bœufs, et que je vous ai parlé des habitants avant de vous parler de ce qui est l'objet principal de cette conférence, des habitations. Revenons donc aux habitations ouvrières.

La première idée qui se présenta aux industriels qui, occupant un nombre considérables d'ouvriers, songèrent à les loger, et à les loger confortablement, fut d'établir d'immenses casernes. Naturellement on cherche des modèles autour de soi dans les grandes agglomérations, et comme les plus grandes agglomérations sont celles des armées, des soldats de la guerre, quand on voulut loger les soldats du travail, on prit le modèle des casernes militaires.

Malheureusement on s'aperçut bientôt que les casernes offraient de graves inconvénients. Ces inconvénients, je n'ai pas besoin de les détailler; vous les devinez tous. Quelques-uns d'entre vous en ont probablement souffert, et les ont présents à l'esprit. Comme dans les grandes fonderies et dans les mines on occupe des milliers d'ouvriers, et qu'on les occupe sans interruption, si bien que les postes de nuit relèvent les postes de jour et cela même le dimanche pour quelques industries, on devine tous les inconvénients qu'offre cette accumulation de tous les ouvriers dans une même caserne.

Les ouvriers qui rentrent ou qui vont partir réveillent ceux qui reposent. Puis, en l'absence des maris, les femmes se disputent; les maris eux-mêmes, de retour de l'ouvrage, se querellent entre eux. C'est ensuite la troupe des enfants qui n'a pas toujours des habitudes d'ordre et de propreté, si bien que l'hygiène et le bien-être, et je dois le dire aussi la morale, ont souffert de l'agglomération des ouvriers dans les grandes maisons communes.

Alors on a songé à construire des habitations plus restreintes, des modèles plus convenables. Une ville laborieuse, intelligente entre toutes, Mulhouse, d'où nous viennent presque tous ces tissus de couleur qui constituent l'une des branches les plus importantes de l'industrie française; Mulhouse, où les patrons se sont occupés avec tant de soin et de persistance des besoins des travailleurs, Mulhouse a créé un type qui a gardé le nom du pays d'où il est venu. Ce type, celui des maisons d'ouvriers à quatre logements, s'ap-

pelle le type des cités ouvrières de Mulhouse. On a essayé de l'installer dans quelques mines, dans quelques usines, mais on
a reconnu bien vite dans ces logements, qui
quoique séparés n'en sont pas moins grou-
pés sous un même toit, à peu près les mêmes
inconvénients que pour les grandes casernes,
si bien qu'au Creusot j'ai vu ces habitations
livrées aujourd'hui à la propriété privée, et
désertées complétement par les travailleurs.

Quant aux grandes casernes, elles sont
également abandonnées partout, même dans
les villes. Je me rappelle, en remontant à
1848, une année où les événements politiques, en interrompant le travail, firent cruel-
lement souffrir les ouvriers, je me rappelle
avoir vu édifier à Marseille une immense
cité qu'on appelait *la Cité ouvrière*, et qui
faisait concurrence, on peut le dire, à la

caserne des douanes située dans le voisinage. Non-seulement cette grande maison
avait été fondée pour les ouvriers, mais en
même temps pour les commis. Ceux-ci sont
quelquefois plus malheureux que ceux-là,
car souvent ils ne gagnent pas davantage,
5 à 6 francs par jour, et ils ont à supporter
des frais que vous n'avez pas, dans l'alimen-
tation, le logement, le costume, surtout pour
sauver les apparences, ces malheureuses
apparences auxquelles on sacrifie si souvent
le solide et l'utile !

La cité ouvrière marseillaise, fondée pour
loger ouvriers et commis, fut bientôt complétement désertée ; on n'en voulait pas. Le
sentiment qui trop souvent reste chez nous à
l'état latent, celui de la valeur individuelle,
ce sentiment se réveilla. On ne voulait pas
être parqué comme des moutons, assujetti à

des règlements disciplinaires qui ont leur raison d'être et leur nécessité quand on les applique aux troupes armées, mais qui de la part des ouvriers sont le sujet de plaintes continuelles. Ainsi vous êtes obligés de rentrer à telle heure, vous ne pouvez avoir de lumière passé telle autre. Tous ces ennuis s'ajoutent à ceux dont je vous ai déjà parlé, et peut-être ce sont ceux qui ont le plus vexé le travailleur.

Il a donc fallu, quoi qu'on ait tenté, arriver au système des habitations isolées. Malheureusement ce système ne peut guère être pratiqué dans les villes où le terrain coûte si cher, mais dans les grands centres de fabrication il est souvent possible, et là on s'est empressé de bâtir de ces habitations isolées, et on en a bâti par centaines, par milliers. Aujourd'hui, c'est la question à l'ordre du jour : construire des logements séparés et convenables. Quel est le modèle à choisir, quel sera le modèle définitif? La question est si intéressante et si vigoureusement à l'étude, que l'exposition universelle qui va s'ouvrir à Paris en avril 1867 a consacré une classe particulière aux logements d'ouvriers. L'Empereur lui-même se porte exposant pour un type ; et non-seulement il se porte exposant, mais il étudie avec un soin vigilant, assidu, dans les loisirs que lui laisse la politique (elle ne lui en laissait guère il y a quelques mois), le moyen de loger le plus convenablement l'ouvrier, de lui créer un foyer domestique dans les conditions les plus heureuses d'hygiène, de bien-être, de confort, en d'autres termes avec tout ce que l'homme civilisé est en droit de réclamer, avec une part de soleil et de lumière.

J'ai lu, Messieurs, dans un journal (je suis obligé d'emprunter ici mes dires aux feuilles publiques), j'ai lu que, dans les longues soirées d'hiver, l'Empereur, l'Impératrice et les familiers des Tuileries s'amusaient, avec des morceaux de carton ou de bois, à dresser sur une table des modèles de cités ouvrières, et qu'à la fin de la soirée, à la majorité des voix, on donnait une prime à celui qui avait trouvé le modèle le plus parfait.

Je ne suis pas éloigné de croire la chose, comme on la raconte; j'y crois. Et certainement, Messieurs, le prince qui nous gouverne, de quelque façon qu'on envisage ses actes, a donné assez de preuves de son bon vouloir envers les classes ouvrières, pour qu'on ne regarde pas les faits dont je viens de vous parler, sur la foi d'un journal il est vrai, comme une fable, mais bien comme une vérité.

Étudions plus profondément la question, Messieurs ; entrons dans une de ces maisons de mineurs, de fondeurs, dont je vous parlais tout à l'heure : c'est dans notre belle Bourgogne que je vous conduis. Ces maisons, par leur groupement, forment des villages charmants, bien aérés, bien arrosés ; les rues sont larges, vastes, plantées d'arbres ; partout des trottoirs, des cours, des jardins. Dans chaque logement, une porte donne accès sur la rue. Entrons, nous sommes dans une grande salle de cinq mètres de long sur cinq mètres de large et trois de hauteur. Il y a beaucoup d'appartements parisiens, Messieurs, même parmi ceux qui sont chers, qui n'ont pas d'aussi vastes dimensions, et surtout autant de hauteur au plafond.

Comme vous le voyez, la pièce est vaste, vingt-cinq mètres carrés. Sur un des côtés il y a une grande cheminée. Cette salle sert à la fois de cuisine, de salle à manger et de chambre à coucher pour le maître et la maîtresse de la maison, pour le mineur et sa femme. Le lit est dans un coin. A côté est une autre pièce, de même dimension en longueur et hauteur, mais de largeur moindre, de cinq mètres de long sur deux mètres cinquante de large. Là sont les lits des enfants, puis les armoires pour le linge et les vêtements. Si vous continuez l'exploration, vous entrez dans un jardin. Sur un des côtés de la maison, avec un toit en appentis, est la cave qui sert à mettre le vin, les provisions, puis le carré de terre où l'on cultive des légumes et des fleurs, des légumes pour les besoins de la table, des fleurs pour orner la demeure. Aimez les fleurs, Messieurs, ce sont de bonnes compagnes, elles égayent, elles parfument la maison de l'ouvrier.

Dans le même jardin, ceux que tourmente le désir d'avoir une basse-cour, peuvent élever des poules, des canards, des porcs. Ils peuvent même tenter de résoudre ce problème auquel vous avez peut-être travaillé vous-même quelquefois, de se faire trois mille livres de revenu en élevant des lapins.

Ainsi rien ne manque, même la perspective du gain qu'on peut faire en soignant des animaux de basse-cour.

Nous avons parcouru appartement et jardin, nous avons fait, comme on dit, le tour de la maison. Rien ici qui gêne la vie de famille. S'il y a dans le voisinage un autre logis, un autre jardin, c'est à une distance convenable du premier, par conséquent l'ouvrier est tout à fait indépendant. Comme dit le proverbe : Charbonnier est maître chez lui.

Je souhaiterais volontiers à vous tous, qui êtes pour la plupart des ouvriers de Paris, des maisons aussi confortables. Le bon vouloir ne fait défaut à personne ; c'est l'espace qui manque à Paris. On a bien essayé d'y bâtir des logements d'ouvriers, mais toujours ces malheureuses maisons communes pareilles à d'immenses casernes. Tous les logements se tiennent, les escaliers, les corridors sont communs ! Qu'y faire ? Il faut prendre son mal en patience, et espérer qu'à mesure que Paris s'étendra, et ira empiéter jusque sur les jardins maraîchers de la banlieue, les terrains deviendront moins chers. Ce jour-là, je vous souhaite des maisons à tous, je souhaite de vous voir tous propriétaires. C'est là un rêve que tous les économistes font pour vous! Mais vous-mêmes vous l'avez sans doute souvent caressé, bercé dans votre esprit, et je suis bien sûr que le premier emploi que vous feriez de vos petites épargnes, serait d'acheter une maison, si elle ne coûtait pas trop cher !

Dans les mines, dans les grandes usines, on a tout fait pour que les ouvriers réalisassent ce vœu d'être propriétaires de leur maison ;

« Quand on n'a pas de quoi payer son terme,
» Il faut avoir une maison à soi, »

a dit un mauvais plaisant parisien. Ces mots, il est probable que les ouvriers des mines de Saône-et-Loire les ont répétés plus d'une fois, et les patrons leur ont répondu : « Cette maison, bâtissez-la. » Pour cela, on leur a donné à prix coûtant la pierre, la chaux,

le sable, les tuiles, les briques, en un mot,
tout ce qu'il faut pour bâtir une petite maison ; on leur retient la somme par annuités
sur leurs salaires, sans intérêt, de sorte qu'au
bout de quelque temps, si les ouvriers sont
bons travailleurs, s'ils ont un certain goût
pour l'épargne, la maison leur appartient.

Ils n'en restent que plus attachés à l'établissement qui les occupe ; et, dès lors, au
lieu d'être ouvriers factieux, turbulents,
comme ceux qui n'ont rien ; au lieu d'être
amis des grèves, ils deviennent conservateurs, car il paraît que la terre a une singu-
lière propriété, celle de changer les révolu-
tionnaires en conservateurs.

J'ai vu sur quelques mines une mesure
très-heureuse en usage ; j'ai vu donner un
prix à celui des ouvriers dont la maison était
la mieux tenue. On ne saurait trop applau-

dir à cette mesure. Il me semble qu'elle développe chez les travailleurs des goûts de confort, de bien-être, de dignité personnelle que quelquefois, malheureusement, les ouvriers négligent. Ensuite, l'idée d'acquérir ce prix les stimule, les excite. C'est à qui aura les meubles les plus reluisants, les maisons les plus propres. Dans les mines de Saône-et-Loire, à Blanzy, la mesure dont je vous parle a produit les plus heureux effets. En Angleterre, Messieurs, l'ouvrier n'a pas besoin de ces prix ; il met son orgueil à orner sa maison, son cottage, comme il l'appelle. Nous, nous appelons cottages ces jolies demeures qui embellissent les bois de Vincennes, de Boulogne, d'Auteuil, les environs si charmants de Paris. Nous avons pris le mot aux Anglais, mais nous l'avons détourné de sa signification première.

2.

En Angleterre, le cottage c'est la maison du faubourg de la ville industrielle, c'est la maison de l'ouvrier. Eh bien, Messieurs, le cottage de l'ouvrier, dans beaucoup de cantons industriels de la Grande-Bretagne, n'en ressemble pas moins à nos élégants cottages. Il est entouré d'arbres, il a un jardin, il est bâti coquettement, avec un certain luxe. Vous pouvez entrer : vous voyez, sur une table, un journal, des livres ; vous trouvez des enfants bien soignés, bien vêtus comme les enfants des bourgeois ; une femme qui, la plupart du temps, rappelle plutôt une dame qu'une ouvrière.

Et si vous allez aux États-Unis, vous trouvez mieux encore, vous trouvez partout la dame, jamais l'ouvrière. Là, la femme ne descend pas à servir, j'entends la femme des États-Unis. Quand on veut des domestiques à New-York, à Boston, à Philadelphie, on s'adresse aux émigrants d'Irlande. L'Américain s'est tellement élevé à ses propres yeux, par les institutions démocratiques qui facilitent à chacun l'accès à tous les emplois et même aux premiers postes de l'État, qu'il ne veut, à aucun prix, de la domesticité. Quand j'emploie le mot d'ouvrier pour l'Américain, c'est pour me faire comprendre de vous, qui vivez dans cette Europe où les délimitations de classes sont encore si tranchées. J'ai vu, dant un pays où je ne devais guère m'attendre à rencontrer pareille chose, non pas dans ces États de l'Atlantique qui sont les plus civilisés de l'Union, mais dans cette Californie dont j'ai parlé ici un jour, oui, j'ai vu les maisons des mineurs respirer un air de bien-être, de dignité qui annonçait le citoyen et non l'ouvrier ; mais je pousse la distinction trop loin : il faut prendre ce mot d'ouvrier dans son véritable sens, et, dans ce sens-là, l'ouvrier c'est celui qui fait œuvre. A ce compte chacun est, et je dirai même doit être ouvrier. Moi-même, Messieurs, dans ce moment, je fais œuvre de conférencier, persuasif si je puis, dans tous les cas ouvrier de bonne volonté, veuillez le croire, et qui ne demande qu'à vous instruire.

Les maisons dont je vous ai parlé, en Angleterre, aux États-Unis, en France, n'abritent que des familles de travailleurs, que des hommes qui ont femme et enfants, ou qui du moins sont mariés. Il a fallu cependant s'occuper aussi du pauvre célibataire. Car enfin, bien que les femmes soient ici-bas en nombre égal à celui des hommes, tout le monde n'en trouve pas, paraît-il, à son goût, et il reste des célibataires ; il a donc fallu les loger. On a bâti pour eux de grandes maisons communes, qui ont eu quelquefois l'inconvénient de ces casernes dont je vous parlais tout à l'heure, mais des inconvénients moins grands, parce que là il n'y a ni femmes ni enfants. Puis, peu à peu, on est arrivé à des modèles fort heureux, à de véritables petits hôtels, comme on en trouvait quelquefois dans le quartier latin, avant que l'infatigable préfet de la Seine, M. Haussmann, ne l'ait démoli pour l'assainir.

On a donc bâti des façons de petits hôtels. Aux mines d'Épinac on a transformé en maisons de célibataires la grande caserne des premiers temps qui n'avait pu servir. Au rez-de-chaussée est un établissement alimentaire, dont nous parlerons tout à l'heure ; montez tout d'abord au premier étage. Là, le long d'un corridor, comme on en voit encore dans les hôtels même les plus luxueux, règne une série de portes numérotées. Chaque porte donne accès sur une chambre, munie d'un bon lit, d'une commode ou d'une armoire à linge, et d'une table de toilette. C'est, comme vous voyez, une chambre d'hôtel. Chacun a sa chambre garnie, et partout de l'air, de la lumière, ce qui nous manque trop souvent à Paris, où tant de logements prennent jour sur des cours fermées et même sur des sortes de puits.

Au rez-de-chaussée de cette maison de célibataires, à Épinac, il y a, ai-je dit, un grand établissement alimentaire, une espèce de bouillon-Duval. Je souhaiterais volontiers à ceux d'entre vous qui ont goûté de la cuisine du fameux Duval, d'essayer de celle d'Épinac, si ce n'était vous forcer d'aller un peu loin pour tenter la comparaison. Vous me croirez donc sur parole. Une espèce de majordome, de maître-coq prépare le dîner des ouvriers. Ils viennent s'ils veulent, ils sont complétement libres. A des prix des plus modiques, aux prix coûtants, car c'est la compagnie qui a organisé cet établissement et qui l'administre, on leur délivre des portions de potage, de viande, de légume, de fromage, de fruits et de vin, et le vin est meilleur qu'à Paris : on est là en pleine Bourgogne. Pour cinquante à soixante centimes, on fait ainsi un excellent repas, bien meilleur que dans ces restaurants parisiens qui ornent nos boulevards et le Palais-Royal, j'entends les restaurants à trente-deux sous comme on les appelle vulgairement.

Vous voyez, Messieurs, tous les soins que l'administration a pris. Elle a dit aux ou-

vriers : « Vous avez une famille, je vous logerai vous et votre famille, et je vous logerai
dans de bonnes conditions ; vous n'avez pas
de femme, je vous logerai également et même
je vous nourrirai, et sans bénéfice. » Vous
criez souvent contre vos patrons, Messieurs ;
quand vous vous mettez en grève, vous vous
portez quelquefois aux dernières extrémités
contre vos chefs. Les patrons cependant font
bien tout ce qu'ils peuvent dans votre intérêt. Ils se font même, vous venez de le voir,
logeurs en garni, aubergistes, cantiniers.
Quand vous criez contre eux, vous n'avez
donc pas toujours raison.

Ce qui manque quelquefois entre l'ouvrier et le patron, et c'est ce qui explique
vos récriminations, ce sont les rapports
francs, ouverts ; mais j'ai bon espoir.
Bientôt, ouvriers et patrons ne feront

plus qu'une grande famille, tous unis ensemble par des intérêts communs, et combien d'ouvriers qui deviendront patrons à leur tour, car c'est aussi là votre rêve à tous, Messieurs, n'est-il pas vrai?

Dans la population de ces grands centres industriels dont je vous ai entretenu, il y a un type que je veux aussi vous signaler, celui qu'on appelle le pensionnaire. Ce sont des célibataires qui prennent pension chez des ouvriers mariés. Il m'a toujours paru qu'ils avaient dans les familles où ils vivaient, à peu peu près la même position que les soldats en route, qui logent chez les bourgeois. Le soldat a place au feu, à la table, à la chandelle, partage toutes les joies de la famille, sans en avoir aucune des charges. Appliqué aux centres industriels, ce système a ses inconvénients, non pour le pensionnaire, mais pour l'ouvrier qui l'héberge. Le pensionnaire quelquefois outrepasse ses droits. Cependant cela ne me regarde point, je ne veux ni ne dois parler des menus détails de ménage. Heureux si je vous ai présenté d'une façon intéressante, dans les considérations qui précèdent, la situation matérielle de quelques-uns de vos frères, les ouvriers des mines et des usines.

III

Je vous ai parlé, Messieurs, des habitations et des habitants, il me reste à étudier ce qu'on pourrait appeler les annexes des habitations, c'est-à-dire tout ce qu'on a fait, par surcroît, pour les travailleurs.

Il ne suffit pas seulement, en effet, de loger l'ouvrier, de lui dire : « Voilà une maison, mettez-vous à l'abri et puis venez travailler ! » Cela ne suffit pas, et les patrons qui s'en contenteraient, n'auraient pas fait leur devoir jusqu'au bout. Aussi aucun d'eux n'a oublié ce qu'il devait à sa mission ; aucun de ces grands industriels n'a failli aux obligations morales, dont il avait la charge vis-à-vis de ses ouvriers. On s'est occupé des travailleurs à tous les points de vue, on a créé pour eux des caisses de secours, mais on ne leur a pas dit seulement : « Quand vous serez blessé, on vous enverra le médecin, on vous transportera à l'hôpital, » on leur a dit : « Il ne faut pas d'aumône et vous ne l'accepteriez pas. Il ne faut pas aujourd'hui de patronage blessant pour les ouvriers. Ces secours qu'on vous donne, il faut que vous y contribuiez vous-mêmes. » C'est ainsi que l'on a établi ces caisses de secours auxquelles les ouvriers s'associent par une retenue sur leur salaire, retenue qui est de deux ou trois pour cent au plus. C'est une véritable mutualité comme vous voyez; on s'assure et on paye pour celui qui succombe. Les compagnies ne voulant pas être en reste avec les ouvriers, ont doté ces caisses de secours de sommes quelquefois considérables, cent mille francs, deux cent mille francs; enfin, toutes les amendes encourues pour des infractions à la discipline, on les a également versées dans ces caisses. De cette façon, l'ouvrier est-il malade? on lui donne des soins médicaux, largement, pour rien. On y ajoute un franc par jour pour l'aider, s'il ne travaille pas; on lui paye ainsi un tiers, un quart de sa journée. Vient-il à mourir par accident ou même de mort naturelle? on le fait dignement grands établissements dont je vous ai parlé, je ne sais vraiment plus ce qui manque, ce qui reste à chercher. Il manque cependant une chose, je crois, pour ces ouvriers des mines et des fonderies, ce sont des conférences comme celles qu'une puissante sollicitude a voulu qu'on vous fît ici. Malheureusement, Messieurs, ou les mines sont trop loin, ou les professeurs trop paresseux, ou les industriels eux-mêmes n'y ont pas pensé; mais on a oublié jusqu'aujourd'hui d'instituer les conférences dans les grands centres industriels, et franchement, de temps en temps, elles n'y seraient pas déplacées. Votons donc pour la propagation des conférences jusque dans nos départements les plus éloignés.

Le corps et l'esprit sont maintenant satisfaits. Et l'âme? me direz-vous. On y a songé

aussi, Messieurs, et partout ont été édifiées des églises, des chapelles. L'attention des exploitants a été tenue en éveil sur tous les points. De bons prêtres ont donné aux ouvriers l'instruction religieuse. De quelque croyance que vous soyez, Messieurs, à quelque église que vous apparteniez, ayez foi en cet esprit supérieur qui règle les choses de ce monde, inclinez-vous devant cette toute-puissance qui nous mène pendant que nous nous agitons ici-bas. Là est le seul Grand et Fort dont nous parlent les Livres saints.

L'heure presse, Messieurs, je vous remercie de l'attention soutenue que vous avez bien voulu me donner et je n'en abuserai pas, je résumerai seulement en quelques mots tout ce que je viens d'avoir l'honneur de vous dire.

tion, Messieurs, c'est un capital ! Quand vous
possédez les premiers rudiments, vous vous
élevez peu à peu de vous-même. Vous n'êtes
déjà plus ouvrier. Un secours quelconque,
un homme intelligent, bienfaisant qui passe,
qui vous prête une faible somme, et vous
voilà déjà patron ; vous élevez une boutique,
un petit magasin. Mais comment faire, si
vous n'avez pas la moindre instruction élé-
mentaire ? vous êtes alors exploité par tout
le monde. Et puis, voyez quelle joie dans la
famille ! L'ouvrier sait lire, il enseigne à
lire à ses enfants ; si sa femme ne sait pas
écrire, il lui apprend à écrire. Mais je voudrais aussi que la femme sût lire et écrire ;
je ne fais d'exception pour personne, et il
est glorieux de voir le ministre actuel de
l'instruction publique, sorti d'une humble
origine, (on peut le dire, il s'en fait hon-

3..

neur); il est beau de le voir gratuitement propager le principe de l'instruction donnée à tous, et même, si je ne me trompe, de l'instruction obligatoire. On arrivera peu à peu à ce résultat, soyez-en certains; mais on ne peut faire les grandes choses en un jour.

Dans les mines on a donc fondé partout des écoles. Les mineurs y envoient leurs enfants, ou par fausse honte, ou parce qu'ils sentent réellement le besoin de les faire instruire.

Les patrons n'ont pas eu le courage de rendre l'instruction obligatoire, mais ils s'y sont pris d'une façon détournée. Ils ont refusé, dans bien des cas, d'accepter les enfants dans les ateliers quand ils ne savaient pas lire et écrire.

Les écoles pour les enfants ne suffisent pas; on a institué aussi des cours d'adultes, bliothèque, dites-vous, c'est ennuyeux, et souvent vous n'y allez pas. D'abord il faut se faire prêter des livres, les demander, y aller avec une certaine tenue ; et puis, dans les bibliothèques, vous rencontrez surtout les œuvres des grands maîtres de notre langue, Racine, Corneille, Molière, Bossuet, et vous trouvez cela trop dur à digérer, c'est trop classique. Eh bien, Messieurs, lisez un peu moins du *Procès des Thugs*, du Petit Journal, des romans à la mode, et lisez de temps à autre une phrase de La Bruyère ou de Fénelon, une seule, retenez-la, et vous aurez mieux meublé votre esprit, vous aurez mieux employé votre temps qu'en lisant cinquante volumes populaires. Allez, Messieurs, allez à la bibliothèque !

Pour satisfaire à tous les besoins de l'esprit que peut réclamer l'ouvrier dans les que, lorsque vous vous êtes coalisés, il n'y a pas longtemps, mais coalisés cette fois pacifiquement, comme d'honnêtes travailleurs doivent le faire, vous avez mis en avant la nécessité de réduire les heures de travail, afin de pouvoir consacrer quelque temps, chaque jour, à votre propre instruction, aux joies de l'intelligence. Vous l'avez donc senti, ce besoin de la culture de l'esprit !

Dans les grands centres industriels dont je vous parlais tout à l'heure, on est allé au-devant des désirs de l'ouvrier, on a créé des écoles gratuites et qu'on a eu tort, selon moi, de ne pas rendre obligatoires. Oui, Messieurs, je voudrais que l'instruction fût obligatoire, comme en Prusse, où l'on se bat si bien, par parenthèse. Je voudrais que celui qui ne sait pas lire, écrire et compter fût noté, pour ainsi dire, d'infamie. L'instruc-

Après tous les maîtres qui vous ont parlé dans cette enceinte, qui suis-je pour venir m'occuper des plus hautes questions d'économie sociale ? Elles ne sont pas de mon domaine et je ne vous ai peut-être point satisfaits. C'est bien hardi à moi d'être venu, sur de tels sujets, prendre la parole après tant d'éloquents personnages que vous avez ici entendus, et qui ont développé devant vous quelques-unes de ces grandes questions qui vous intéressent si fortement. A leur tête se présente le vénérable chef du clergé de Paris, du clergé français, qui a ouvert si dignement ces conférences en faisant entendre avant tout la parole de la religion, puis des maîtres dont le nom est connu dans le monde savant et qui vous ont entretenus des grandes lois de l'économie politique ; d'autres qui ont traité des questions qui vous touchent encore plus spécialement, étudié des problèmes dont la solution vous préoccupe tous les jours, qui vous ont parlé des erreurs et des préjugés populaires, de la prévoyance, de l'épargne, des grands hommes qui ont commencé eux-mêmes par être ouvriers ; d'autres qui viendront bientôt, vous entretiendront des sociétés de secours mutuels, des sociétés coopératives, des assurances sur la vie, en un mot, dérouleront devant vous ce large cycle d'idées fécondes qu'une pensée auguste a voulu qu'on parcourût de préférence dans ces conférences de l'Asile, ne fût-ce que pour faire évanouir bien des erreurs, bien des préjugés.

Je ne puis oublier non plus, Messieurs, que notre maître à tous, et je dirai votre ami à tous, M. Perdonnet, a parlé ici des grandes questions industrielles, avec une expérience et un savoir que bien peu possèdent.

En présence de tous ces souvenirs, je suis vraiment inquiet, ému en quelque sorte, et je me demande si j'avais le droit de faire entendre ici les paroles que j'ai prononcées, et si c'était à moi, après tous ces grands noms, qu'il convenait de parler des habitations d'ouvriers, et surtout de donner à des ouvriers quelques bons et utiles conseils. Eh bien, Messieurs, si je ne vous ai pas contentés complétement, si j'ai failli à ma tâche, ne retenez qu'une chose de tout ce que je vous ai dit : c'est qu'il faut que l'ouvrier travaille à son habitation, à l'accroître s'il le peut, que l'ouvrier travaille à l'orner, à sanctifier pour ainsi dire le foyer domestique, ce lieu sacré, la citadelle du citoyen, comme l'appellent les Anglais. Ne retenez que cela, Messieurs, de tout ce que je vous ai dit. Que je n'aie inculqué dans l'esprit de vous tous que l'idée de respecter votre maison, et de la rendre digne et forte, je serai content, et doublement content, si vous arrivez à le faire.

FIN

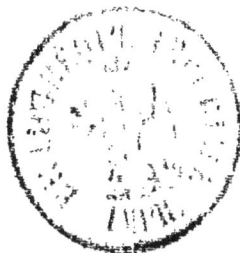

Imprimerie L. TOINON et C⁺, à Saint-Germain.

www.ingramcontent.com/pod-product-compliance
Lightning Source LLC
Chambersburg PA
CBHW030933220326
41521CB00039B/2233